FORSCHUNGSBERICHT DES LANDES NORDRHEIN-WESTFALEN

Nr. 2564/Fachgruppe Medizin/Biologie

Herausgegeben im Auftrage des Ministerpräsidenten Heinz Kühn
vom Minister für Wissenschaft und Forschung Johannes Rau

Prof. Dr. med. Siegfried Niedermeier

Augenklinik
der Städtischen Krankenanstalten Krefeld

Gefäßreaktionen im Bereich der Augen

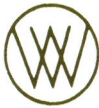

Westdeutscher Verlag 1976

© 1976 by Westdeutscher Verlag GmbH, Opladen
Gesamtherstellung: Westdeutscher Verlag
ISBN 978-3-531-02564-3   ISBN 978-3-663-06794-8 (eBook)
DOI 10.1007/978-3-663-06794-8

Inhalt

A Vorwort 3

B Einleitung 5

C Beteiligung der Netzhautgefäße bei Phäochromozytom und Herzinfarkt 8

D Vasoneurale Probleme bei Glaukom und Stauungspapille 20

E Posttraumatisches und postoperatives Geschehen: 28

    1. Berlin'sches Ödem 28

    2. Amotio chorioideae 29

    3. Expulsive Blutung 30

    4. Amotio retinae nach Trauma 31

    5. konsensuelle Reaktionen und sympathische Ophthalmie 35

    6. Bedeutung vasoneuraler Reaktionen für die operative Augenheilkunde 42

F Zusammenfassung 47

G Literatur 49

A Vorwort

Als sich vor über 25 Jahren mein verehrter Lehrer, Herr Professor Custodis mit der Pathogenese der Aderhautabhebung beschäftigte, erhielt ich erste Anregungen zur Frage von Gefäßreaktionen im Bereiche der Augen. Die Verträglichkeitsuntersuchungen bestimmter Plombenmaterialien für die Netzhautoperation, die toxische Komponente des Kongorots der Polyviolplombe für die Gefäßwand waren ein weiterer Baustein im Mosaik gefäßbedingter Momente, die in der Ophthalmologie eine große Rolle spielen. So gilt mein besonderer Dank meinem klinischen Lehrer, der mir in jenen Jahren mit Rat und Tat zur Seite stand, in einer Arbeitsphase, in der er selbst durch die Entwicklung der Plombenoperation über Jahre keine Urlaubszeit fand.

Nach meinem Weggang von der Universitäts-Augenklinik in Düsseldorf hatte ich das Glück, Mitarbeiter zu finden, die ich für Themen vasologischer Probleme auf dem ophthalmologischen Sektor interessieren konnte. Mit dem Leiter der Medizinischen Klinik, Herrn Professor Dr. H. Sack, verbinden mich Jahre interessanter gemeinsamer Studien zur Frage der Netzhautbeteiligung bei Phäochromozytom und Herzinfarkt. Doktoranden bearbeiteten Teilfragen posttraumatischen Geschehens und des okulokardialen Reflexes bei Primärglaukom. Ihnen allen sei an dieser Stelle herzlich gedankt, nicht zuletzt meiner Mitarbeiterin Fräulein Ursula Klemm, welche bei der technischen Bearbeitung und Zusammenstellung des Materials geholfen hat.

B Einleitung

Für den normalen Funktionsablauf im Organismus spielen die Gefäße und ihre Beschaffenheit eine bedeutende Rolle. Wir wissen, daß in einzelnen Körperregionen der Aufbau der Gefäßwand Verschiedenheiten aufweist, aber auch Parallelen zwischen weit entfernten Bereichen in Bezug auf das Gefäßbild bestehen. Das Auge zeigt wie kein anderes Organ den Zustand der Gefäße und läßt damit Studien zu, die auch für andere Fachdisziplinen von Wichtigkeit sind. Wir haben in den letzten Jahrzehnten gelernt, daß zwar z. B. in einzelnen Hirnregionen Ähnlichkeiten zwischen dem dort gefundenen Gefäßbild und den retinalen Gefäßen bestehen, aber nicht im früheren Sinn von den Netzhautgefäßen auf den Zustand der Hirngefäße geschlossen werden kann. Die Aderhautgefäße zeigen im Vergleich zu Hirngefäßen oft größere Parallelen in Bezug auf Aufbau und Funktion als die Netzhautgefäße. Kreuzungsphaenomene in der Netzhaut werden heute anders gedeutet als vor über 2 Jahrzehnten, eine Erkenntnis, die vor allem für den Internisten von Bedeutung ist.

Gefäßsystem und Vasomotorik sind in den letzten Jahrzehnten Gegenstand besonders eingehender experimenteller und klinischer Forschung gewesen. Beobachtungen am Auge haben infolge klarer Übersichtsverhältnisse einen bedeutungsvollen Beitrag geleistet. Es darf jedoch nicht übersehen werden, daß jedem Organ eine besondere Architektur des Gefäßsystems zukommt, desgleichen Struktureigentümlichkeiten der nervösen Zentren mit Verschiedenheiten in der Art des funktionellen Ablaufs und der Erregbarkeit, woraus sich spezifische Reizungsfolgen am Organ selbst ergeben. So zeigt auch das vegetative Zusammenspiel von Sympathikus und Parasympathikus regionale Unterschiede, deren Erkenntnis letzten Endes wiederum dem Aufbau einer Systematik des vegetativen Geschehens im Organismus dient. Wer sich mit den Gesetzen der Gefäßreaktionen beschäftigt, erkennt oft nur schwer die Grenze physiologischer und pathologischer Funktionen. Die Frage nach der Nützlichkeit einer festgestellten Veränderung im Spiel der Gefäße kann häufig keine Antwort finden. Das Wechselspiel der Endstrombahn sichert unter ständig sich ändernden Anforderungen die Ernährung der Gewebe, dient dem Wärmeausgleich und regelt im Falle der Erkrankung die Herbeischaffung und Steuerung der Entzündungskräfte. Die örtliche Steuerung - entwicklungsgeschichtlich älter als die Fernsteuerung - steht in regulatorischem Miteinander zur Fernsteuerung, bildet aber in sich eine Art Autonomie, d. h. auch nach Ausschaltung der Fernsteuerung bleiben alle Funktionen der örtlichen Steuerung erhalten.

In der vorliegenden Arbeit können wir unmöglich auf alle Gefäßprobleme eingehen, welche die Ophthalmologie heute beschäftigen. Im Rahmen von Studien, die wir auf den verschiedensten Gebieten postoperativer und posttraumatischer Schädigung, endogener und exogener trophischer Wandstörungen über 2 Jahrzehnte tätigten, seien einzelne Momente herausgestellt, welche uns auch für andere Fachdisziplinen wichtig erscheinen und vielleicht zu Vergleichsuntersuchungen anregen.

Gefäßstörungen der Conjunctiva sollen in diesem Rahmen nicht abgehandelt werden. Selbstverständlich sind die Bindehautgefäße bei verschiedensten Prozessen indirekt mitbeteiligt, wie z. B. bei einer sogenannten Stase in der Umgebung der Augen.

Vasoneurales Geschehen spielt auf dem Gebiet der Augenheilkunde eine besondere Rolle. Wie wäre es anders möglich, daß bei sonst negativem Durchuntersuchungsbefund bei einer Neuritis nervi optici die Sehkraft innerhalb von Stunden nach Tonsillektomie bei gleichem Papillenbefund z. B. von 1/36 auf 6/9 ansteigen kann.

Man übersieht heute leicht, daß vor der Aera der Fluoreszenzangiografie Gefäßwandpermeabilitätsstörungen durch intravenöse Farbstoffinjektionen am Auge studiert werden konnten und Tierversuche auf diesem Gebiet interessante Ergebnisse zeigten. Wir werden anhand von Vergleichsuntersuchungen darlegen, daß beide Methoden sich manchmal ergänzen müssen.

Wenn wir vor dem Eingehen auf posttraumatisches und postoperatives Geschehen über eine Beteiligung der Netzhautgefäße bei Phäochromozytom und Herzinfarkt sowie vasoneurale Probleme bei Glaukom und Stauungspapille sprechen, so deshalb, weil diese Fragestellungen aus verschiedenen Gründen in unserer Klinik eine besondere Bearbeitung erfahren haben.

C Beteiligung der Netzhautgefäße bei Phäochromozytom und Herzinfarkt

Das klinische Vollbild eines Phäochromozytoms setzt nicht zwangsläufig Augenhintergrundveränderungen im Sinne eines Fundus hypertonicus der verschiedenen Stadien voraus. Die Rückbildungstendenz nachgewiesener hypertoner Veränderungen am Fundus ist nach erfolgreicher operativer Behandlung - in Abhängigkeit bestehender Gefäßveränderungen anderer Ätiologie - im allgemeinen groß, d. h. allgemeine Gefäßsklerose - insbesondere Arterio- und Arteriolosklerose der Nierengefäße - erweisen sich als erschwerende Faktoren.

Phäochromozytombedingte Fundusveränderungen können im jugendlichen Alter schneller und ausgeprägter auftreten als beim älteren Patienten, sind jedoch auch schneller rückbildungsfähig. Bei unserem Krankengut kam es lediglich bei einer Patientin der jüngeren Altersgruppe, bedingt durch röntgenologisch nachgewiesene Wirbelsäulenmetastasen eines malignen Phäochromozytoms, postoperativ nicht zu einer deutlichen Besserung der pathologischen Augenhintergrundsbefunde.

Wir haben in einem Jahrzehnt über 30 Patienten unserer Medizinischen Klinik kontrollieren können, ein Krankengut, das dank der besonderen Beschäftigung unserer internen Abteilung mit dem Problem des Phäochromozytoms in Europa einmalig sein dürfte. Bei der Auswertung der Fälle hinsichtlich Verlauf und Prognose der Augenhintergrundveränderungen befassten wir uns besonders mit den signifikanten Unterschieden der Verlaufsform zwischen jugendlichen und älteren Phäochromozytompatienten. Wir konnten feststellen, daß die Retinopathien der jugendlichen Patienten nach Beseitigung des Grundleidens dank der besseren Regenerationsfähigkeit des jungen Organismus und Gewebes schnell und fast vollkommen abheilen. Die Retinopathien der älteren Patienten hingegen bildeten sich nach Beseitigung des Grundleidens nur langsam und nie vollständig zurück.

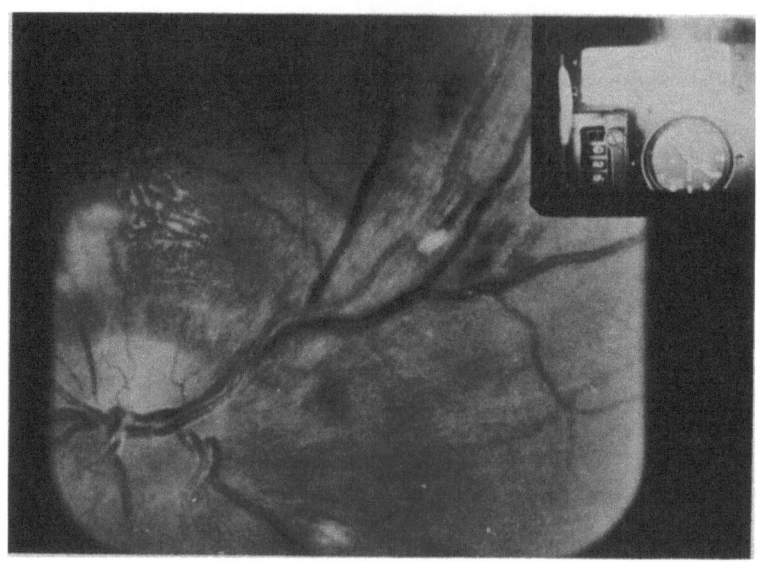

Abb. 1: Fundus Phäochromozytom

Abbildung 1 zeigt den Augenhintergrund eines 46-jährigen Phäochromozytompatienten, bei dem es gelang, Blutdrucksteigerungen auf medikamentösem Wege bzw. durch Anstrengung des Patienten von Ausgangswerten, die systolisch bei 160 mmHg lagen, bis zu 300 mmHg zu erzielen. Das Augenhintergrundbild zeigte während solcher Blutdruckkrisen keine Veränderungen, vor allem keine zusätzlichen spastischen Zeichen.

1964 haben wir zum ersten Mal über einen Zusammenhang zwischen H e r z i n f a r k t und Astvenenthrombose berichtet. Diese Untersuchungsergebnisse wurden von WEINSTEIN anhand eines größeren Krankengutes bestätigt.

Arteriosklerose und Herzinfarkt sind medizinische Sorgenkinder unserer Zeit geworden. Klinisch-pathologische Studien aus der ganzen Welt geben alarmierende Daten bekannt. Auch für den Augenarzt ist eine Zunahme von Gefäßerkrankungen in den letzten Jahrzehnten deutlich feststellbar. Während der Verschluß der Stammarterie auf etwas mehr als das Doppelte angestiegen ist, haben die Astverschlüsse um das Sechsfache zugenommen. Wenn die Astvenenthrombosen laut Statistik nur um das Zweifache angestiegen sind, so möchten wir aufgrund systematischer Untersuchungen in Wirklichkeit einen wesentlich höheren Prozentsatz annehmen, da viele Astthrombosen von Patienten nicht bemerkt und deshalb vom Augenarzt nicht gespiegelt werden.

Vor allem SEITZ hat anhand histologischer Schnitte die Besonderheiten im Bereich von Gefäßüberkreuzungen in der Netzhaut bei gesunden Menschen und andererseits bei arteriosklerotischen Gefäßprozessen, z. B. bei Astthrombosen, gezeigt. Es würde in diesem Rahmen zu weit führen, auf Einzelheiten noch einmal einzugehen. Wir wissen heute, daß die Kreuzungsphänomene in der Netzhaut durch verdickte und verdichtete perivaskuläre Bindegewebshüllen vorgetäuscht werden, weil hypertrophierte und proliferierte Glia und Adventitia offenbar wesentlich weniger transparent sind als das sonst an dieser Stelle liegende Nervenfasergewebe. Auf die gleiche Genese wie das Kreuzungsphänomen ist auch das Parallel-Gunnsche Phänomen, nämlich eine Hypertrophie und

Proliferation des mesenchymalen Gefäßwandgewebes, zurückzuführen und demnach Ausdruck einer Gefäßsklerose. Für unsere Befunde ist vor allem interessant, daß - lokalisatorisch gesehen - die Gefäßkreuzung für die Entstehung der Astthrombose geradezu pathognomonisch ist. Wenn man in gefäßsklerotisch veränderten Netzhautbezirken die Strömungsverhältnisse betrachtet, so ist nach SEITZ feststellbar, daß - unter Berücksichtigung der Tatsache, daß man aus der Wandstärke eines Gefäßes Rückschlüsse auf die funktionelle Beanspruchung eines bestimmten Abschnittes ziehen kann - im Bereich von Gefäßüberkreuzungen der bei der Vene im tiefen Netzhautgewebe liegende Abschnitt die hauptsächlichste Wandverbreiterung zeigt. Diese Abschnitte unterscheiden sich auch im Hinblick auf eine Verfettung. Bei atheromatösen Veränderungen findet sich meist nur in diesem Venenwandbezirk eine Endothelproliferation, eine Endothelschwellung oder subintimale Fibrose. Ebenso liegen bei den Venenthrombosen die Ödemdurchtränkung des Gewebes und Nekrosen der Media vorwiegend in diesem Bereich. Es liegt auf der Hand, daß sich hier wohl erhebliche Strömungsbehinderungen ausbilden können. Eine festgestellte Präthrombose in einem solchen Areal ist für den Ophthalmologen dann Alarmzeichen für eine Gefäßerkrankung größeren Ausmaßes. (Gefäßüberkreuzungen finden sich auch in anderen Organpartien des menschlichen Körpers, und zwar vor allem in Gebieten sog. "Bewegung".)

SEITZ legte mit Nachdruck dar, daß man die anatomische Struktur einer Gefäßkreuzung, d. h. Arterie und Vene, in einem solchen Bereich zumindest morphologisch, wahrscheinlich aber auch funktionell als eine Einheit und nicht als einzelne Gefäße ansehen müsse. Wir möchten zu den hypothetischen Deutungen über das funktionelle Moment noch die Frage hinzufügen, wieweit die Verbindung im Bereich der Gefäßüberkreuzung in der Netzhaut nicht Folge und Schutz gegenüber den Bewegungsfaktoren sind, welche auf die Netzhaut vom Tensor chorioideae her übertragen werden. Erst im Laufe des Lebens führen Alter und Abnutzung aus den positiven funktionellen Eigenschaften der strömungsgünstigen Momente im Bereich der Gefäßüberkreuzungen zu Prädilektionsstellen von Gefäßerkrankungen. Die Präthrombose bzw. ausgebildete Astthrombose ist dann eines Tages nur ein Zeichen einer allgemeinen Gefäßwanderkrankung, die im Bereich der Kranzgefäße zu noch katastrophaleren Folgen führen kann, als dies bei einer Astthrombose der Netzhaut zunächst der Fall ist.

Die Beschäftigung mit den dargelegten Problemen entsprang eines Tages unserer zunächst zufälligen Beobachtung, daß Astthrombosen in einem zeitlichen Zusammenhang mit einem Herzinfarkt stehen können. Aus der besonderen Zusammenarbeit auf diesem Gebiet zwischen Medizinischer Klinik und Augenklinik erwuchs im Laufe der Zeit ein größeres Zahlenmaterial, über welches wir vor über einem Jahrzehnt in mehreren Veröffentlichungen berichtet haben. Zusammenfassend kann wiederholt werden, daß die Funduskontrollen von 100 stationären Patienten mit frischem Herzinfarkt zwar nur 1 x eine frische Astthrombose, in 6 Fällen eine Präthrombose ergaben, in insgesamt 11 Prozent der Fälle aber anamnestisch eine Astthrombose nachgewiesen werden konnte, welche Wochen bis Jahre zurücklag. Bei den ambulant kontrollierten Patienten, die früher einmal einen Herzinfarkt erlitten hatten, oder bei welchen zu einem späteren Zeitpunkt nach Feststellung einer Astthrombose ein Herzinfarkt hinzukam, liegt der Prozentsatz höher und nähert sich damit dem Ergebnis, das WEINSTEIN bei Vergleichsuntersuchungen erzielte.

Die Kranzarterien des Herzens zeichnen sich vor den Gefäßen anderer Organe dadurch aus, daß sie eine zum Teil beträchtliche Verdickung der Intima haben, welche die Breite der Media übertreffen kann. Die Theorie der besonderen Abnutzung mit zunehmendem Alter mußte notgedrungen fallengelassen werden, da selbst beim Kleinkind Intimaverdickungen keine Seltenheit sind. Die Media der Kranzgefäße weist besonders mit zunehmendem Alter eine wesentlich größere Dicke auf als die Media anderer Gefäße gleicher Weite vom muskulären Typ. Somit stehen die Kranzgefäße bezüglich des Verhaltens der Intima dem elastischen Typ näher, obwohl sie, funktionell gesehen, periphere Arterien sind (ORLIANSKY 1919, BORCK 1926, WOLKOFF 1929, GROSS, EPSTEIN und KUGEL 1934, COHN 1942). Allein in der dickeren Intima ist, wie die Arbeiten von

LINZBACH u. a. vermuten lassen, eine größere Tendenz zur
Ausbildung arteriosklerotischer Herde gegeben. LINZBACH (1944)
hält nicht nur die alters-, sondern auch die hypertoniebeding-
te Hyperplasie der Arterienwand für eine entscheidende Voraussetzung für die Bildung arteriosklerotischer Herde. Diese Auf-
fassung wird auch von ROTTER (1944), BÜCHNER (1950, 1956) und
einigen anderen Autoren vertreten. Daß die Dicke der Intima
für die Entstehung arteriosklerotischer Veränderungen tatsäch-
lich eine Rolle spielt, wird indirekt auch durch das Fehlen
dieser Veränderungen beim intramuralen Verlauf der Kranzgefäße bewiesen. Nach BORCK (1926) bildet sich in den Kranzgefäßen zusätzlich zu den beiden Schichten, die sich im 6. Le-
bensmonat entwickeln, der elastisch-hyperplastischen Schicht
und elastisch-muskulären Schicht, im Laufe der ersten Lebens-
jahre eine weitere Bindegewebsschicht aus, wie sie in Arterien
- vor allem im elastischen Typ - entsteht. Diese zusätzliche
Bindegewebsschicht, die eine wesentliche Ursache für die größere Dicke der Intima in den Kranzgefäßen ist, bildet sich in
diesen Gefäßen um Jahrzehnte früher aus als in den übrigen Ge-
fäßgebieten. Diese Beobachtungen werden auch durch die Arbeiten von ORLIANSKY (1919), WOLKOFF (1929), GROSS, EPSTEIN und
KUGEL (1934) u. a. bestätigt. Die arteriosklerotischen Veränderungen der Kranzgefäße betreffen vorwiegend die Intima (MEESEN
1944; BREDT 1949; E. MÜLLER 1955;, BÜCHNER 1956 u. a.) Ein be-
sonderes Augenmerk wurde den histologischen Befunden von Gefäßabzweigungen geschenkt (BUCHER, NAGY, SCHWARZ und KARSTEN,
ZINK). Diese Stellen sind hämodynamisch besonders belastet.

Sie zeigen ein dickes Intimapolster. SCHWARZ und KARSTEN vertreten die Ansicht, daß die in diesen Intimapolstern längsverlaufenden Muskelzüge quasi eine Stellvorrichtung seien, um die Wülste mehr oder weniger weit in das Gefäßlumen vorspringen zu lassen. Die Intimapolster hätten damit einen gewissen Einfluß auf die Lenkung der Strömung, sicher aber nicht auf die Größe des Durchflusses, die in erster Linie vom peripheren Widerstand geregelt wird. Die einleuchtendste Erklärung scheint die von ROTTER zu sein, der sich auch SCHWARZ und KARSTEN anschließt, daß nämlich die Intimapolster an den Gefäßabzweigungen die Bildung einer zu turbulenten Strömung verhindern sollen. Sie sind jedoch Prädilektionsstellen für die Entstehung sklerotischer Veränderungen, sog. "Schübe". Mit letzteren müssen wir uns beschäftigen und fragen, wieweit hier pathogenetische Parallelen zum Problem der Astthrombose in der Retina bei allgemeiner Arteriosklerose liegen.

Auf der Basis der Gefäßsklerose zieht im pathologischen Geschehen ein roter Faden in den Vergleichsbetrachtungen zwischen Koronar- und Retinakreislauf. Wenn wir im Sinne von SEITZ die anatomische Struktur einer Gefäßkreuzung in der Netzhaut als morphologische und funktionelle Einheit sehen und festgestellt haben, daß sich hier Prädilektionsstellen für Gefäßerkrankungen, z. B. eine Präthrombose, finden, so liegen unter Berücksichtigung pathogenetischer Parallelen Vergleiche mit den hämodynamisch besonders belasteten, ein dickes Intimapolster zeigenden histologischen Befunden von Gefäßabzweigungen der Koronargefäße auf der Hand.

Präthrombose und Astthrombose der Netzhaut im Bereich von Gefäßüberkreuzungen können wir sehen, präthrombotische Ereignisse im Koronarkreislauf muß der Internist ohne Sicht diagnostizieren und der Augenarzt kann hierbei wichtige Hinweise geben. Eine weitere Beschäftigung mit den angeschnittenen Fragen wird erforderlich sein, wenn unsere Kenntnisse über die pathogenetischen Grundlagen der Arteriosklerose, des Herzinfarktes und der Gefäßerkrankungen in der Netzhaut wachsen sollen.

Bei festgestellter Prä- oder Astthrombose in der Netzhaut sollte nicht nur sofortige Überweisung zum Internisten erfolgen, sondern neben der Forderung der Untersuchung der Kreislaufverhältnisse, einer evtl. notwendigen Fokalsanierung, ein besonderer Hinweis für die mögliche koronare Durchblutungsstörung gegeben werden. Es muß dann dem Internisten überlassen bleiben, wie und in welchem zeitlichen Zusammenhang er vasoaktive Therapie und evtl. notwendige Fokalsanierung kombinieren kann. Die Therapie, vor allem aber die Prophylaxe des Herzinfarktes steht heute für den Internisten im Vordergrund des Interesses. Unsere Mitteilung soll vor allem auch dem Zweck dienen, noch mehr als bisher die exakte Beurteilung des Augenhintergrundes bei Erkrankungen des kardialen Kreislaufes heranzuziehen. Daß die Spiegelung des Augenhintergrundes in derartigen Fällen eine längere Erfahrung in der Beurteilung von Gefäßprozessen in der Netzhaut verlangt und daher nicht jungen Assistenzärzten überlassen werden sollte, liegt auf der Hand.

Bei einem überwiegenden Teil genannter kontrollierter Infarktpatienten handelt es sich um Männer, welche im 5. bis 6. Lebensjahrzehnt stehen. Augenärztlicherseits konnten wir feststellen, daß sich unter entsprechender internistischer Behandlung sowohl die Astthrombose als auch die Präthrombose relativ schnell zurückbildete. Nach unseren Erfahrungen hat die Antikoagulantientherapie einen besonders schnellen und überzeugenden Erfolg, wenn man gefäßabdichtende Stoffe (z. B. Rutinverbindungen) hinzufügt. Bei unserem Patientenmaterial fanden sich die Astthrombosen meistens temporal und zwar mehr temporal oben. In der äußersten Netzhautperipherie finden sich Astthrombosen oft nur im Bereich alter Aderhaut-Netzhaut-Narben. Wir fragen uns, wie weit in diesem Bereich, d. h. der äußeren Netzhautperipherie Bewegungsmomente (Tensor chorioideae) eine Rolle spielen. Laut persönlicher Mitteilung durch HAUSS könnte man bei bestimmten Herzinfarkten auch daran denken, daß derartige Gefäßstörungen im trophisch gestörten Herzmuskelgewebe infolge Bewegung erst sekundär zum Vollbild eines Herzinfarktes führen. Wir wollen damit sagen, daß die erste Stufe einer Gefäßstörung zur trophischen Störung führt und in diesem Bereich durch die Bewegung eine weitere Gefäßschädigung auftreten kann und zwar ähnlich wie wir es in der Netzhautperipherie in einem Narbenareal einmal feststellen konnten.

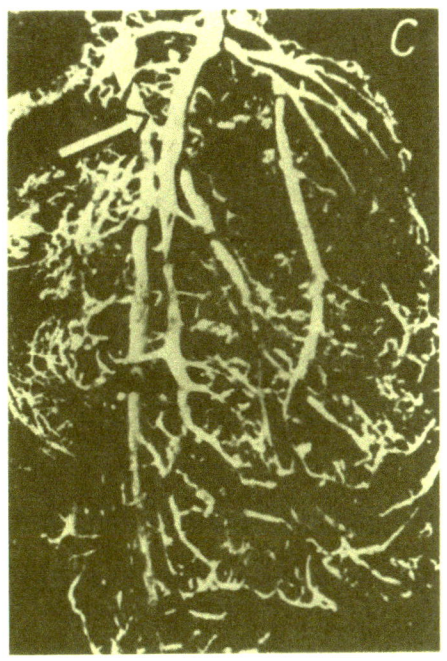

Abb. 2: Herzkranzgefäße

Abbildung 2, welche wir dankenswerterweise von Herrn WEINSTEIN erhalten haben, zeigt deutlich Parallelen des Gefäßbildes im Herzmuskelbereich im Vergleich zu retinalen Gefäßbefunden. Wie hoch der Prozentsatz von Herzinfarkten ist, bei welchen auf dem Boden einer Arteriosklerose, der Prä- und Astthrombose der Netzhaut ähnlich verlaufende Prozesse in den Koronargefäßen zugrunde liegen, läßt sich heute noch nicht exakt sagen. Auf jeden Fall sollte aufgrund genannter Erfahrungen ein Patient mit einer Prä- bzw. Astthrombose der Netzhaut im gefährdeten Alter sofort zum Internisten zum Zwecke einer exakten Durchuntersuchung in Bezug auf die Kreislaufverhältnisse, vor allem des Koronarkreislaufes überwiesen werden.

D Vasoneurale Probleme bei Glaukom und Stauungspapille

Vor einem halben Jahrhundert schrieb THIEL, daß seines Erachtens beim Glaukom Störungen im Regulationsmechanismus des intraokularen Gefäßapparates im Vordergrund stehen. Dieser Meinung kann man auch heute noch grundlegende Bedeutung beimessen. Trotz der Verschiedenheit der Krankheitsbilder liegen zwischen Glaukom und Papillenödem bei Stauungspapille parallele Momente, die sich erst aus einer intensiven Beschäftigung mit dem die Lamina cribrosa ernährenden Gefäßsystem und seinen funktionellen Aufgaben herauskristallisieren und so an die Beobachtung WESSELYs erinnern, daß beim Glaukom ganz im Beginn, falls diese Phase überhaupt beobachtet wird, eine leichte Rötung und Schwellung der Papille in Erscheinung treten kann.

Die von uns färberisch dargestellte und histologisch geprüfte tierexperimentelle Erzeugung einer Stauungspapille hatte ergeben, daß das Papillenödem das Ergebnis einer primären Gefäßwandpermeabilitätsänderung im Bereich des HALLERschen Kranzes ist. Wir wissen durch Mitteilungen von SAUTTER, GOLDMANN u. a., daß es sich bei diesem Gefäßsystem um ein funktionell wichtiges, differenziertes, aber auch leicht zu schädigendes (bei Tieren bekanntlich leichter als beim Menschen!) Organ handelt, in dem im Vergleich zur Nachbarschaft der höchste Widerstand vorliegt. Bei experimenteller Augeninnendruckerhöhung (GOLDMANN) fällt die Durchblutungsgröße relativ am höchsten in diesem Gefäßsystem ab. Wir können hinzufügen, daß sowohl eine intraokulare Druckerhöhung als auch eine Steigerung des Zwischenscheidenraumdruckes eine färberisch (s. Graefes Arch. 156, 397) darstellbare Gefäßwandpermeabilitätsänderung im Bereich des die Lamina cribrosa versorgenden Gefäßsystems auslöst. Eine derartige Gefäßwandpermeabilitätsstörung sehen wir aber auch bei anhaltender, tierexperimentell mittels Anlegung einer Vorderkammerfistel erzeugter intraokularer Drucksenkung und haben so eine Erklärung für das Auftreten der sog. Stauungspapille ex vacuo in Händen, wie wir sie schon einmal nach druckentlastenden Glaukomoperationen sehen (nicht bei fortgeschrittenem Glaukom mit atrophischem Sehnervenkopf!).

Hat man erkannt, daß die glaukomatöse Atrophie und Aushöhlung des Sehnervenkopfes bewirkt wird durch eine zwangsläufig auftretende Kreislaufstörung, wie sie zuletzt von GOLDMANN dargelegt wurde und die zur Hauptsache von dem nutritiven Gefäßsystem für den intraskleralen Opticusanteil ausgeht, so findet sich auch kein Grund, der gegen die Annahme spricht, daß infolge derselben Ernährungsstörung schon frühzeitig bestimmte Opticusfasern leistungsunfähig werden. Während wir bei den Sekundärglaukomen den Anlaß beheben können, ist dies beim Primärglaukom deshalb nicht möglich, da letzteres gefäßorganisch fixiert und daher im Grunde irreparabel ist. Wir wissen, daß wir für jedes Auge einen je nach der anatomischen Augenkonstitution quantitativ unterschiedlichen physiologischen

Prozess der zunehmenden Längung, Schlängelung und Erweiterung der Gefäße des autonomen uvealen Gefäßorgans vor uns haben. Auf dieser Linie (4. - 5. Lebensjahrzehnt) liegen zwar angesichts der festen Raumgröße des Augapfels die quantitativen Voraussetzungen für die Glaukomentstehung, es bedarf aber ohne Zweifel eines besonderen Gefäßfaktors zur Manifestierung des Glaukoms. Vieles deutet hier in Richtung einer primären, anlagebedingten lokalen vegetativen Minderfunktion, die wiederum trophisch-tonische Rückwirkungen auf das uveale Gefäßsystem hat.

Wir stehen mit der Ansicht, daß die Glaukomoperation u. a. einen vasoneuralen Schock mit einer vegetativen Erholungsphase setzt, nicht allein. In dieser Hinsicht sprechen nicht nur die von KRONFELD gezeigten intraokularen Druckabläufe nach Parazentese normaler und glaukomatöser Augen (Senkung des Augeninnendruckes nach kurzer reaktiver Steigerung unterhalb des Ausgangswertes), sondern z. B. auch die abgewandelte Cyclodialyse von HEINE nach THOMAS und HENRY, welche mit dem Spatel nicht in die Vorderkammer eingehen und gute Resultate erhalten. Bei weit fortgeschrittenem Glaukom (Röhrengesichtsfeld) birgt aber der operative Eingriff eine große Gefahr in sich, die nach oben Gesagtem verständlich wird: Eine postoperative Gefäßstase im Bereich des HALLERschen Kranzes kann die Zerstörung der Restfunktion von Sehnervenfasern bedeuten!

HALLERscher Kranz und Chorioidea haben als zuleitendes Gefäß die hintere kurze Ciliararterie gemeinsam. Man möchte annehmen, daß in diesem anatomischen Faktor bereits Hinweise auf die lokale gemeinsame zirkulatorische, hämodynamische Fehlsteuerung beim Primärglaukom begründet liegen. Während aber als Folge der Gefäßstörung im Bereich der Lamina cribrosa die feinen Gefäße einer Atrophie (CRISTINI) im Laufe der Jahre anheimfallen, ist dies wenigstens zu diesem Zeitpunkt bei den chorioidalen Gefäßen nicht der Fall, da der gesteigerte Augeninnendruck aus der in ihnen stattfindenden Rückstauung ersteht und die Gefäßwände der Aderhaut stabiler gegenüber der Druckbelastung sind.

Man kann das Primärglaukom ohne Einschaltung unseres heutigen Wissens um Gefäßregulation und vegetatives Geschehen nicht betrachten. Eine anlagebedingte lokale vegetative Minderfunktion erscheint uns Voraussetzung für die Entstehung jenes Circulus vitiosus, der über eine gestörte Vasomotorik zur Manifestierung des Glaukoms führt.

Aus dem Widerstreit der Meinungen über die Pathogenese der S t a u u n g s p a p i l l e erstand die Erkenntnis, daß der erhöhte Hirndruck das wichtigste Moment bleibt. In einer Gesamtbetrachtung des Problems hat RINTELEN alle anderen möglichen Faktoren als zweitrangig eingeordnet. Die von uns 1956 dargelegten tierexperimentellen Befunde zur Frage der Entstehung einer Stauungspapille haben gezeigt, daß der erhöhte Hirndruck zwar für die Ausbildung der Stauungspapille Voraussetzung ist, daß es sich aber um zwei, voneinander streng zu trennende pathologische Ereignisse handelt, die nur die gleiche Ursache haben.

Auf keinen Fall handelt es sich bei der Stauungspapille um ein weitergeleitetes Ödem. Dagegen sprechen nicht nur unsere Ergebnisse experimenteller Arbeiten, sondern auch die Studien DUHAMELs, welcher im Beginn der Stauungspapille im histologischen Schnitt vor allem im Bereich der Siebplatte ein starkes Ödem fand (JAENSCH zeigte unter anderem ein primäres Ödem im Bereich des Axialstrangs!), das nach aufwärts zu abnimmt und abgesehen von kleinen Inseln unter dem Pialüberzug ganz aufhört. Im Bereich des knöchernen Kanals fand DUHAMEL einen normalen Sehnerven vor. Die Hirndruckerhöhung ist über den Weg des Scheidenhydrops einem Trauma gleichzusetzen, das im Bereich des Opticus zunächst dort eine Schädigung zu setzen vermag, wo vegetativ besonders versorgte Gefäße mit einer Permeabilitätsstörung antworten. Dies ist der Fall im bulbusnahen Anteil des Opticus, d. h. vom Eintritt der Gefäße ab. Das mechanische Moment einer Konsistenzsteigerung des Opticus und die dadurch ausgelöste vegetative Störung der Sehnervengefäße wirken bei der Entstehung der Stauungspapille zusammen. Ein ähnlicher Vorgang spielt sich aufgrund der Untersuchungen von GERLACH und BECKER auch im Bereich der Hirngefäße bei der Ausbildung des Hirnödems ab: Während auf medikamentösem Weg keine Hirnschrankenstörung für den Farbstoff Astraviolett FF zu erzielen ist, vermag ein Schädeltrauma oder eine Hirndruckerhöhung eine solche zu erzielen. Wir wissen andererseits, daß nicht nur das Gehirn als solches eine eigene Vasomotorik besitzt (M. SCHNEIDER), sondern auch einzelne Zonen in diesem nach eigenen vasomotorischen Gesetzen reagieren. So dürfte es nicht verwunderlich sein, daß der Sitz des Tumors, welcher durch sein Wachstum eine vegetative Störung auslöst, bei der Hirndruckentstehung, d. h. der Erhöhung desselben eine bedeutende Rolle spielt, welche darüber hinaus natürlich wiederum für ein frühes oder spätes Auftreten einer Stauungspapille maßgeblichen Anteil hat. Ein schnell wachsender Tumor führt andererseits frühzeitig zu einem Hirnödem (Spongioblastome führen immer zur Stauungspapille!). Wir sehen in unseren Studien somit über das lokale Problem hinaus einen Beitrag zur Frage "Vegetative Innervation und Permeabilität". Der Zeitpunkt einer Hirnschrankenstörung wurde von GERLACH und BECKER 15 min nach einem Drucktrauma gefunden, während die Schrankenstörung im Bereich der Lamina cribrosa 11 min nach Einsetzen der Hirndruckerhöhung einsetzen kann. Funktionsbeeinträchtigung der vegetativ gesteuerten Schutzbarriere für die Netzhautgefäße und Permeabilitätsstörung der intrapapillaren Gefäße setzen zu gleicher Zeit ein.

Zahlreiche Autoren haben schon frühzeitig die Bedeutung des erhöhten Druckes im Zwischenscheidenraum erkannt und BENEDIKT, DOR, ADAMKIEWICZ und LORING sprachen bereits von einem irritativen, nervösen Einfluß auf die Gefäße und dem dadurch bedingten Ödem des Sehnerven. Wie recht SCHLOFFER mit der von ihm therapeutisch angewandten Fensterung der Sehnervenscheide hat, zeigte der von uns erhobene Nebenbefund eines Ausbleibens der tierexperimentellen Stauungspapille, wenn wir vorher den

Opticus freilegten und den Zwischenscheidenraum eröffneten. Zur Theorie von SCHIECK wurde bereits erwähnt, daß aufgrund unserer Untersuchungen das Eindringen von Liquor (infolge Zunahme des Drucks im Zwischenscheidenraum) in die Bälkchen des Axialstrangs zumindest keine primäre Tatsache ist und keine Beziehung zur Papillenschwellung hat. Nicht das Ödem als solches wandert chiasmawärts, sondern die Pialscheidengefäße zeigen mit der Dauer des erhöhten Zwischenscheidenraumdruckes eine steigende Gefäßwandstörung. Letztere sahen wir anhand erster mikroskopischer Befunde an den freipräparierten Sehnerven nach oben beschriebenen Vitalfärbungen von Stauungspapillen. Aufgrund dieser Befunde können wir auch sagen, daß die ersten Zeichen eines Ödems im Papillenbereich, wie sie der Spiegelbefund erkennen ließ, neben der Permeabilitätsstörung im Bereich des Axialstrangs vor allem an laminär-skleralen Anastomosen feststellbar sind. Wir führten die mikroskopische Untersuchung der konsistenten Sehnerven als Sofortmethode durch, da die histologischen Schnitte auch mit speziellen Färbungen das Methylenblau nicht mehr erkennen lassen und damit wertlos werden.

Im Prinzip dürfte es so sein, daß wir bei einer Hirndruckerhöhung, welche noch zu keiner Schrankenstörung im Papillenbereich und damit einer sichtbaren Ödembildung Anlaß gab, eine geringgradige, aber in diagnostischer Hinsicht sehr bedeutungsvolle Permeabilitätsstörung mittels Vitalfärbung nachweisen können, wenn wir durch eine retrobulbäre Injektion einer im nichttoxischen Bereich liegenden Menge eines Sympathicolyticums die für die Netzhautgefäße bestehende Farbstoffschranke aufheben. Im Tierversuch setzen zwar Schrankenstörung und Gefäßwandpermeabilitätsstörung gleichzeitig ein, beim Menschen dürften aber in dieser Beziehung noch feinere graduelle Unterschiede bestehen; denn unsere bisherigen Untersuchungen zeigten, daß nicht jede Stauungspapille beim Menschen von einer färberisch darstellbaren Schrankenstörung - wir verwenden beim Menschen das untoxische Evansblau - begleitet ist. Das heißt also, daß beim Menschen die Gefäßwandpermeabilitätsstörung der in der Höhe der Siebplatte liegenden Aufhebung der Schutzbarriere für die Netzhautgefäße vorangeht. Die Farbstoffschranke ist beim Menschen schwerer zu durchbrechen, was wiederum einer höheren vegetativen Leistung entspricht.

Für das Auftreten der Stauungspapille haben ein mechanisches und vegetatives Moment Bedeutung. Die Hirndruckerhöhung löst über das Trauma einer gleichzeitigen Erhöhung des Druckes im Zwischenscheidenraum eine Aufhebung der in der Höhe der Lamina cribrosa liegenden, von SAUTTER nachgewiesenen Farbstoffschranke aus. Zugleich mit diesem Vorgang setzt die Permeabilitätsstörung der Gefäße im Papillenbereich ein.

E Posttraumatisches und postoperatives Geschehen

1. Berlin'sches Ödem

Als Folge eines stumpfen Traumas, aber auch nach einer perforierenden Verletzung können wir an der gegenüberliegenden Seite des Augapfels eine weißlich-ödematös schillernde Verfärbung der Netzhaut erkennen, eine Commotio retinae (BERLIN). VOGEL und GRASBERK haben auf der Novembertagung (1975) des Rheinisch-Westfälischen Vereins für Augenärzte anhand von tierexperimentellen Untersuchungen bei Kaninchen dargelegt, daß es sich beim Berlin'schen Ödem um die Folge einer 30 bis 45 sec nach dem Trauma auftretenden Gefäßkonstriktion in der Retina handelt. Der Gefäßspasmus wird nach 30 min bis 2 Stunden von einer deutlichen Gefäßdilatation abgelöst. Nach einer Stunde findet sich eine ophthalmoskopisch feststellbare, zarte, hauchige Trübung der Netzhaut, die jedoch nie die intensive Weißverfärbung der Netzhaut erreicht, wie wir sie beim Berlin'schen Ödem der menschlichen Netzhaut kennen. Wir haben schon vor Jahren zur Frage des Berlin'schen Ödems tierexperimentelle Untersuchungen bei 3 Rhesusaffen durchgeführt und festgestellt, daß sich hier die gleiche intensive Weißfärbung der Netzhaut findet, wie wir sie nach Bulbusprellung vom menschlichen Auge her kennen. Intravenöse Farbstoffinjektionen (Evansblau) zeigen eine erhebliche Gefäßpermeabilitätsstörung der Netzhautgefäße, die sich über Stunden nach dem Trauma nachweisen läßt. Zu gegebener Zeit möchten wir diese Untersuchungen mit der Fluoreszenzangiografie verbinden, um einen Vergleichstest zu haben. Interessant erscheint die Tatsache, daß es durch ein Trauma (Prellung) gelingt, einen echten Spasmus der Netzhautgefäße beim Rhesusaffen nachzuweisen.

2. Amotio chorioideae

Die postoperative Amotio chorioideae muß als Folge eines zentralen Gefäßspasmus (CUSTODIS) angesehen werden, für welchen das Trauma, aber auch der anhaltende Reiz einer Bulbushypotonie z. B. nach fistulierenden Eingriffen bei Glaukom verantwortlich ist. Die subretinale Flüssigkeit bei Aderhautabhebung enthält bekanntlich kein Kammerwasser, sondern stellt ein Transsudat der Aderhautgefäße dar, deren Wandpermeabilität gestört ist. Nur sehr selten hat eine anhaltende Amotio chorioideae Folgen für die Funktion des Auges. Bei der Besprechung postoperativer Erkenntnisse werden wir auf diesen Punkt noch zurückkommen.

Es stellt sich heute die Frage, ob ein zentraler Gefäßspasmus bei älteren Menschen überhaupt möglich ist. Wir möchten diese Frage bejahen, wenn wir auch nur im Tierversuch bei Albinokaninchen vor über 2 Jahrzehnten diesen Spasmus nachweisen konnten. Es sei an dieser Stelle noch einmal daran erinnert, daß ein erhebliches Trauma stattfinden muß, um z. B. im Bereich der Netzhautgefäße einen Spasmus auszulösen. Bei älteren Menschen mit arteriosklerotisch verengtem Gefäßlumen ist bei ödematöser, vegetativ gestörter Intima der gleiche Effekt möglich, den primär ein echter Spasmus bedingt. Das anhaltende Trauma einer intraokularen Drucksenkung nach fistulierender Operation dürfte in Bezug auf den Grad der vasoneuralen Störung einer Schlagwirkung auf den Bulbus bis zur Erholung des Vegetativums im Bereich der Störung gleichkommen. Die aufgehobene Kammerwasserproduktion ist eine solche vegetative Dysfunktion im Ablauf des Circulus vitiosus bei Aderhautabhebung. Wir werden auf dieses Problem bei der Besprechung postoperativer Erkenntnisse zurückkommen.

3. Expulsive Blutung

Allen Operateuren der Augenheilkunde ist der Begriff der expulsiven Blutung bekannt und ein Schreckgespenst, ist es doch die einzige schwerwiegende Folge eines intraokularen Eingriffes, die nicht voraussehbar und meist außerhalb unserer vorbeugenden und reparablen Möglichkeiten liegt. Das operative Trauma der intraokularen Drucksenkung geht in diesem Falle über eine Permeabilitätsstörung wie z. B. bei Amotio chorioideae erheblich hinaus. Es kommt zum Einriß eines Gefäßes und dadurch zum Herausgepresstwerden des Augapfelinhaltes durch die Wundöffnung. Wir werden bei der Besprechung postoperativer Erkenntnisse auf die Erfordernis zu sprechen kommen, die sich aus der pathogenetischen Sicht dieses Ereignisses ergibt. Sicher gibt es auch in anderen Regionen des Körpers nach operativen Eingriffen ähnliche Ereignisse. Dort steht aber meistens ein größerer freier Raum für die Blutung zur Verfügung. Bei der expulsiven Blutung spielen, wie wir heute wissen, Gefäßzustand und bestimmte atmosphärische Störungen eine große Rolle. Im Vordergrund bleibt aber immer die vasoneurale Störung durch das operative Trauma und die sich daraus ergebende intraokulare Drucksenkung, d. h. beide Momente münden in einen Circulus vitiosus, der einmal zur Aderhautabhebung, zum anderen zum seltenen Ereignis einer expulsiven Blutung führen kann, wenn bestimmte Voraussetzungen von Seiten des lokalen vorgeschädigten Gefäßsystems gegeben sind.

4. Amotio retinae nach Trauma

Es soll hier nicht auf Fragen eines Unfallzusammenhanges bei Amotio retinae, der Lokalisation von Netzhautrissen nach Prellung des Augapfels eingegangen werden. Im Rahmen weitergeführter Studien zur Pathogenese und Heilung der Amotio retinae kamen wir immer mehr auf die Bedeutung entblößter Aderhaut bei der Rißbildung der Netzhaut; denn es entstehen sowohl im Tierexperiment bei Rhesusaffen (s. von Graefes Archiv 167, S. 201 - 207) als auch bei frischer menschlicher Netzhautablösung färberisch darstellbare Gefäßstörungen im betroffenen Aderhautbereich, welche von einer "Aderhautwunde" sprechen lassen. Wie scharf begrenzt

hierbei gesundes und krankes Areal sein können, zeigt am
besten die scharfe Abgrenzung einer Aderhautabhebung, d. h.
die Grenze von resorptionsaktiver und gestörter, mit Transsudation reagierender Gefäßschicht. Diese färberischen Untersuchungen, für welche man die Gefäßschranke durch Injektion bestimmter Sympathicolytica (s. SAUTTER u. Mitarb.) ausschalten muß, erscheinen umso interessanter, wenn man um
die relativ schwere chemisch-therapeutische Ansprechbarkeit
der Hautgefäße weiß, welche in dieser Beziehung Relationen
mit bestimmten Hirngefäßbezirken aufweisen.

Mögen bei der Entstehung eines Netzhautloches Glaskörperstruktur, Traktionen, embryonale Restgefäße und trophische
Momente subretinaler Schichten eine Rolle spielen, welche
im einzelnen Fall anteilmäßig sehr verschieden sein können,
im Augenblick des Entstehens des Netzhautloches steht die
entblößte Aderhaut im Vordergrund. Eine stärkere Exsudation
der Chorioidea bei intaktem Glaskörper kann zu einer Selbstheilung führen, bei ungünstig gelagerten Verhältnissen die
Netzhaut langsam zur Ablösung bringen. Wüstensandwellung
der Netzhaut zeigt ein Resorptionsgefälle in Richtung gesunder Aderhaut, wie wir es färberisch darstellen können.
Wie weit die Wellung der Retina möglich ist, hängt von ihrer Elastizität und Beschaffenheit ab; denn eine starre, trophisch veränderte Netzhaut zeigt obengenanntes Phänomen
nicht. Die Wüstensand-Amotio beinhaltet stets eine gute Prognose. Lediglich bei Aderhautschwund bei hoher Myopie werden

die Verhältnisse etwas schwieriger. Man muß die Aderhautwunde, ihre Größe und Beschaffenheit, den Befund der Aderhaut bei hoher Myopie, in den Betrachtungskreis operativen Geschehens mit einschließen, wenn man zum Erfolg kommen will. Bei großen Netzhautrissen, d. h. bei großer Aderhautwunde - die Flächenkoagulation gesunder Netzhaut lehnen wir heute ab - kann die Lichtkoagulation während oder am Ende der Netzhautoperation insofern gute Dienste leisten, als es nach unseren Ergebnissen darauf ankommt, nicht nur den Rand des Netzhautloches, sondern auch die freiliegende Aderhaut zu koagulieren und dadurch zur schnelleren Inaktivierung und Vernarbung zu bringen. Die Anwendung der Lichtkanone schont - ebenso wie die Verwendung des Kältegerätes - die Sklera.

In diesem Rahmen interessiert also allein die Gefäßbeteiligung bei frischem Netzhautloch. Das Moment der Lochentstehung bei idiopathischer Amotio retinae stellt eine Art Trauma dar, wenn in mehr oder weniger kurzer Zeit eine "Aderhautwunde" dadurch entsteht, daß zwischen Chorioidea und Glaskörper Berührung im Bereich des Netzhautloches eintritt. Meines Erachtens hängt der Zeitpunkt der Netzhautablösung danach von der Größe des Foramens, der Beschaffenheit des Glaskörpers, einer evtl. gewissen Selbstheilung bei langsamer Lochentstehung im Bereich der Retina, d. h. also einer gewissen lokalen Gefäßreaktion ab. Letztere kann natürlich über den Selbstheilungsbereich hinaus durch Verwachsungen zwischen Netzhaut und Glaskörper, also ein sekundäres Ge-

schehen, das Krankheitsbild insofern verschlechtern, als
nun noch größere Zugwirkungen bei Schleuderbewegungen des
Glaskörpers wirksam werden können. Uns interessiert in
diesem Rahmen nur das Moment der Gefäßbeteiligung bei Amotio retinae nach N e t z h a u t l o c h e n t s t e h u n g,
so sehr auch anlagebedingte Gefäßstörungen (Trophik, vor
allem bei Myopie, Zugwirkungen usw.) für die Entstehung der
Netzhautablösung verantwortlich sein mögen. Wenn vor der
Aera der Plombenoperation der Prozentsatz an Heilungen nach
Netzhautoperationen so gering war, so dürfte hierbei eine
nicht unerhebliche Rolle die Tatsache gespielt haben, daß
die Zugwirkung des Glaskörpers in vielen Fällen nach an-
scheinend erfolgreicher Netzhautoperation verblieb, während
nach Plombenoperation eine "Entspannung" bleibt. Ein Netz-
hautoperateur, welcher mit genannten Gedankengängen, d. h.
dem Befund gesunder und trophisch gestörter Aderhaut bei
entsprechendem Netzhautloch und Netzhautablösung vertraut
ist, kann sich vorstellen, weshalb die Ruhigstellung der
Augen bei der Aufnahme eines Netzhautpatienten zur Rückbil-
dung des subretinalen Ergusses und damit zu einer Annähe-
rung der abgelösten Netzhaut an ihre Unterlage führen kann.
Die Resorptionstendenzen gesunder Aderhaut werden bei Ruhe-
lage des Augapfels wirksamer.

5. Konsensuelle Reaktionen und sympathische Ophthalmie

Bereits vor über einem halben Jahrhundert beschäftigte sich WESSELY mit der Frage, wie ein Reiz von einem Auge zum anderen übertragen wird. 1935 schrieb PETERS, daß die sog. Mitreizung nichts mit der sympathischen Ophthalmie zu tun habe. Zur Erklärung des Übergreifens eines Reizzustandes auf das andere Auge fehle jede anatomische Grundlage. AXENFELD hob hervor, daß die Reizung des 2. Auges beim Menschen die Niederlassung von Keimen begünstigen könne. Welche Gründe mag die Tatsache haben, daß die Entzündung nicht selten im 2., nicht verletzten Auge zuerst auftritt, d. h. zu einer Zeit, zu welcher am verletzten Auge keinerlei Reizerscheinungen festzustellen sind? Weshalb spielt der Verletzungsort eine so große Rolle? Worin liegt der Wirkungseffekt des Cortisons bei der Behandlung der sympathischen Ophthalmie begründet? Diese und andere Fragestellungen waren es, welche uns in Verbindung mit unseren Gefäßstudien dazu führten, die Pathogenese der sympathischen Ophthalmie von der Seite einer traumatisch ausgelösten, anhaltenden und weitergeleiteten vasoneuralen Reizung her zu betrachten, welche erst die Grundlage für das Wirksamwerden eines Toxins bilden dürfte.

PLESTER beschrieb bereits 1951 am Beispiel des Kaninchenohres den Ablauf kontralateraler vasokonstriktorischer Reflexe nach einem Trauma. Letztere lassen sich durch eine Stellatumanästhesie oder durch eine Anästhesie des Ganglion cervicale sup. unterbrechen. Wir hatten in einer früheren

Arbeit tierexperimentell dargelegt, daß nach einer perforierenden Verletzung (Hornhauttrepanation) eines Auges nicht nur im Bereich desselben ein intravenös injizierter Farbstoff (Methylenblau, Evansblau) als Folge einer "roten Stase" (RICKER) durch die Gefäßwände durchtritt, sondern auch das 2. Auge eine färberisch darstellbare Gefäßwandpermeabilitätsstörung prästatischer Art (und Eiweißerhöhung im Kammerwasser) zeigt. In Parallele zu den Feststellungen von PLESTER ergab sich die Möglichkeit einer Ausschaltung dieses kontralateralen Reflexes durch Anlegung einer retrobulbären Novocain-Periston-Plombe (vorherige retrobulbäre Injektion von 1 ccm Regitin). Die vom Ort der Schadensstelle aus weitergeleitete sympathische Vasokonstriktion (Gefäßspasmus im Sinne der Befunde von PLESTER, M. SCHNEIDER) zieht im Bereich des Opticus. Wir können auf diese Weise den Weg der traumatisch ausgelösten Gefäßstörung von einem Auge zum anderen verfolgen. Daß eine Gefäßsensibilisierung nach einem derartigen Eingriff über Tage und Wochen erhalten bleibt, konnte von M. SCHNEIDER tierexperimentell an den Gefäßen des Kaninchenohres in überzeugender Weise gezeigt werden.

Wir hatten uns tierexperimentell mit dem Trauma des nerval reich versorgten Ziliarkörpers beschäftigt, der bekanntlich bei der Pathogenese der sympathischen Augenerkrankung in Bezug auf die Häufigkeit des Verletzungsortes die erste Stelle einnimmt (Zusammenstellung von STREIFF).

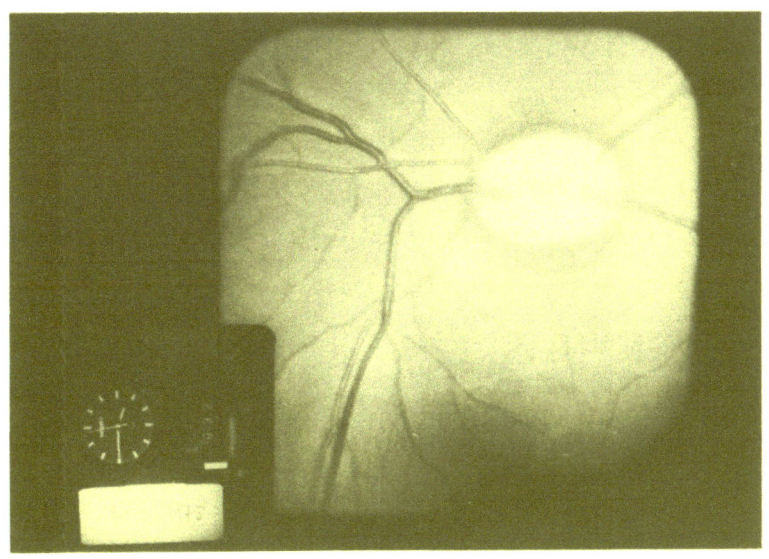

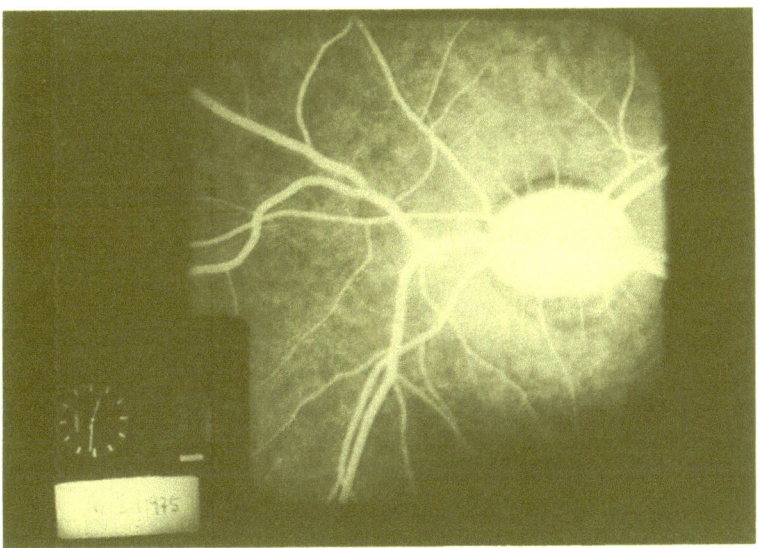

Abb. 3: Rhesus-Affenauge (Fundi)

Unter sterilen Bedingungen brachten wir einen Eisensplitter kantiger Beschaffenheit von ungefähr 3,5 mm Länge und 1,0 - 1,5 mm Breite nach einem kleinen skleralen Einschnitt im Bereich des Ziliarkörpers so weit intraokular, daß eine kleine Spitze extrabulbär verblieb und durch die darüber vernähte Bindehaut bedeckt wurde. Einzelheiten finden sich in der erwähnten Arbeit, auch in Bezug auf spätere Gaben eines Toxins, das zusätzlich bei einer Versuchsserie nach oben beschriebenem Eingriff injiziert wurde.

Mit der gleichen Versuchsanordnung, mit welcher wir im Jahre 1956 die Tierversuche mit Albinokaninchen durchgeführt hatten, haben wir kürzlich bei 6 Rhesusaffen Splitterimplantationen vorgenommen und einige Tage später fluoreszenzangiografisch den Augenhintergrund kontrolliert. Wie die Abbildungen zeigen, ergaben sich keine Besonderheiten. Hier findet sich also im Gegensatz zur Vitalfärbung bei Albinokaninchen ein deutlicher Unterschied. Die Gefäßwandpermeabilitätsstörung im Bereich des 2. Auges ist minimal und erinnert an die Mitteilung von AMSLER, daß histologisch nach Filtrationsoperationen über Jahre eine zarte Uveitis nachweisbar ist, welche klinisch nicht zur Darstellung kommt.

Nach MARCHESANI ist die sympathische Augenerkrankung das Urbild einer neurogen ausgelösten Entzündung, welche uns andererseits für die Pathogenese der endogenen Entzündungen manchen Hinweis geben kann. Wir müssen uns fragen, ob nicht unter den veränderten Bedingungen im verletzten und

2. Auge ein harmloser Schmarotzer, der nicht unbedingt endogenen Ursprungs zu sein braucht, pathogen werden kann? Die häufig gefundene Infiltration der Wunde des sympathisierenden Auges, welche von vielen Autoren als Eintrittsstelle des Erregers bezeichnet wird, ist nach unseren experimentellen Ergebnissen kein spezifisches Zeichen der sympathischen Ophthalmie. Die von einer Wunde (Ziliarkörper!) ausgehenden und u. U. lange Zeit unterhaltenen irritativ-vegetativen Reflexe können angesichts ihrer experimentell gezeigten Weite vielleicht einmal einen Fokus (Tonsillen!) aktivieren und würden auf diese Weise einen chronischen Reizzustand, d. h. eine Entzündung auslösen, wie sie die sympathische Ophthalmie darstellt. Vielleicht kommen wir in dieser Richtung den sympathischen Ophthalmien nahe, welche eine so deutliche Ansprechbarkeit auf die Therapie mit Cortison zeigen. Von primärer Bedeutung erscheint uns in pathogenetischer Hinsicht immer wieder das Moment einer traumatisch ausgelösten vasoneuralen Störung prästatischer Art, wobei man sich vorstellen kann, daß letztere im Hinblick auf die Möglichkeit einer Entzündungsentstehung größere Gefahren in sich birgt als eine sog. "rote Stase", in deren Bereich (s. Amotio chorioideae!) eine vegetative Lähmung vorliegt; denn das Vegetativum spielt bei der Entzündungsgenese eine nicht geringe Rolle.

Wenn man die Bilder einer Chorioretinitis sympathica von JANCKE, welcher dieses Krankheitsbild als rein neurogene

Entzündung auffaßt, mit unseren Befunden vergleicht, so finden sich Parallelen. Wir müssen uns fragen, ob bei diesem Krankheitsbild nicht auch in einem zeitlich begrenzten Intervall Tuberkelgifte in die Aderhaut gelangen, welche im traumatischen Irritationsbereich liegt, und dort die typischen kleinen runden Herdchen ausbilden. Die Aderhautherdchen bei der sympathischen Ophthalmie konfluieren bekanntlich nicht, sind meist rundlich und nicht von Pigment eingesäumt. Wir möchten aber damit auf keinen Fall dem Tuberkulin bei der Entstehung der sympathischen Augenerkrankung eine besondere Bedeutung beimessen.

WALDMANN stellte fest, daß dem Ausbruch einer sympathischen Ophthalmie gelegentlich ein sehr heftiger Schwellungszustand der Nase vorausgeht, der zunächst regelmäßig auf die dem erkrankten Auge entsprechende Seite der Nasenhöhle beschränkt bleibt. Wir halten diesen Befund für interessant im Hinblick auf unsere tierexperimentell festgestellten, weitreichenden vasoneuralen Reaktionen, welche vom Verletzungsort herkommen. WALDMANN stellt angesichts seines Befundes die Frage, ob auf diese Weise nicht einmal einem rhinogenen Erreger die Türe geöffnet werden kann, der dann im Auge pathogen wird.

Eine Vaskulitis und Perivaskulitis findet sich nach H. MÜLLER und PIESBERGEN nicht nur bei der sympathischen Ophthalmie, sondern auch bei anderen endogenen Uveitiden. Auch wir sehen perivaskuläre Infiltrate bei unseren histologischen Schnitten. Nicht ein Erreger zieht entlang dem Optikus

von einem Auge zum andern und ruft dabei die histologisch
nachweisbaren Veränderungen entzündlicher Art auf diesem
Wege hervor, sondern letzterer wird vorgezeichnet durch den
Bogen traumatisch ausgelöster Gefäßreaktionen, wie sie von
uns dargelegt wurden. Im Bereich der vorher färberisch nachgewiesenen retrobulbären Prästase sahen wir später im histologischen Schnitt perivaskuläre Infiltrationen, sofern eine
Toxinwirksamkeit (s. o.!) vorhanden war. Auf dem Boden eines
solchen locus majoris reactionis kann vielleicht auch einmal
ein harmloser Schmarotzer pathogene Eigenschaften erlangen.
Die Ansicht, daß die Ursache der sympathischen Ophthalmie in
der Übertragung nervöser Reize beruht, gehört zu den ältesten
Theorien, die über die Ätiologie dieser Erkrankungen geäußert
wurden.

Zusammenfassend können wir also feststellen, daß im Tierversuch ein Trauma bestimmter Art (Anlegung einer Vorderkammerfistel, Einpflanzung eines Metallsplitters in den Ziliarkörper)
am anderen Auge färberisch nachweisbare Gefäßwandpermeabilitätsstörungen auslöst, welche auf dem Wege eines irritativenvegetativen Reizes übertragen werden. Ein Vergleich zwischen
früheren Versuchen bei Albinokaninchen und einem jetzt erfolgtem Test bei Rhesusaffen zeigt, daß eine Gefäßwandpermeabilitätsstörung am 2. Auge zwar färberisch (z. B. Evansblau),
aber nicht fluoreszenzangiografisch nachweisbar ist. Bereits
vor 2 Jahrzehnten hatten wir dargelegt, daß bei gleichzeitiger Gabe bestimmter Toxine, vom Ort der Verletzung ausgehende, vegetativ weitergeleitete Gefäßstörungen prästatischer

Art für die Ausbildung einer Entzündung im 2. Auge verantwortlich gemacht werden können.

6. Bedeutung vasoneuraler Reaktionen für die operative Augenheilkunde

Postoperative Gefäßreaktionen - sympathische Mitreizung, irritative Reflexe, Gefäßwandpermeabilitätsstörungen - können nicht nur einen schädigenden Effekt haben, sondern vom Operateur in einzelnen Fällen auch therapeutisch genutzt werden, wenn man eine kritische Betrachtung tierexperimenteller Erkenntnisse anstellt. Bei notwendig gewordenen Augenoperationen sollte stets das Moment eines möglichst geringen Traumas für das Auge und damit vor allem für die Gefäße desselben Berücksichtigung finden. Hierzu gehört die Erfordernis, daß Operationen möglichst schnell getätigt werden sollten.

Dies gilt vor allem für Eingriffe, bei welchen das Auge eröffnet wird. Wir gehen dabei so weit, daß wir bei deutlicher Hypotonie des Augapfels nach Extraktion der Linse bereits vor Knüpfen der vorgelegten Nähte schnellstens die Vorderkammer mit Ringerlösung auffüllen, um eine Gefäßwandschädigung im Augeninneren (Aderhaut) durch den umgebenden negativen Druck zu vermeiden. Zusätzliche Luftinjektion in die Vorderkammer erfolgt dann nach dem Knüpfen der Nähte. Je länger der

Augeninnendruck bei bulbuseröffnenden Operationen stark herabgesetzt ist, um so größer ist das Gefäßtrauma. Je einfacher der Eingriff bei einer Netzhautoperation gestaltet werden kann (Plombenoperation ohne Perforation), um so geringer ist die Gefahr postoperativer Reaktionen und Blutungen. So harmlos eine postoperative Amotio chorioideae in den meisten Fällen ist, so schwerwiegend kann sie einmal nach einer drucksenkenden Glaukomoperation sein, wenn in zu kurzem zeitlichen Abstand das zweite Auge operiert wird.

Das Gewebe des "Organs" Auge im ersten Lebensjahr und weiterhin des ersten Lebensjahrzehnts reagiert anders, heftiger, mehr zu Ödemen und Verwachsungen neigend, als der Augapfel des älteren Menschen. Das Studium konsensueller vasoneuraler Reaktionen nach perforierenden Verletzungen und intraokularen Eingriffen hat uns wichtige Erkenntnisse für das Problem der sympathischen Mitreizung gegeben, welche therapeutisch genutzt werden können, und zwar einmal in Bezug auf die Frage ihrer Ausschaltung, zum anderen des zeitlichen Abstandes bei der Erfordernis eines intraokularen Eingriffs bei beiden Augen.

Eine Vorderkammerblutung - auch größeren Ausmaßes - am erstoperierten Auge nach Kataraktoperation (nicht bei Glaukom!) stellt nach unseren Erfahrungen niemals eine Kontraindikation für die Operation des zweiten Auges dar, da durch letztere, im Abstand von 6 Tagen vorgenommen, eine viel schnellere Resorption der Blutung im Bereiche des ersten Auges (bei normaler Blutgerinnungszeit) ausgelöst wird. Nicht selten ist die Vorderkammerblutung des erstoperierten Auges bereits Stunden nach dem Eingriff am anderen Auge fast völlig resorbiert. Selbstverständlich spielt hierbei eine gewisse Rolle, ob man dem Patienten den zweiten Eingriff zumuten kann, wenn er aufgrund einer Vorderkammerblutung am erstoprierten Auge noch keine Besserung des Sehvermögens feststellen kann. In derartigen Fällen kommt es auf das Ergebnis einer erforderlichen Unterhaltung zwischen Patient und Arzt an.

In den meisten Fällen kann man bei einer Amotio chorioideae abwarten. Ein Ablassen der subretinalen Flüssigkeit, die nachweisbar nie Kammerwasser darstellt, kommt nur in Frage, wenn die Aderhautabhebung über Wochen bestehen bleibt. Bei einem letzten Auge sollte man bei langanhaltender Aderhautabhebung, wenn lokale Maßnahmen (Druckverband, Pilocarpingabe, Wärme usw.) versagt haben, zunächst eine Luftinjektion in die Vorderkammer, welche einen gefahrloseren Eingriff als die Ergußablassung darstellt, versuchen. Der Reiz des kleinen operativen Traumas und die intraokulare Druckerhöhung helfen in vielen Fällen.

Nicht selten ist die Arruga-Naht bei Amotio retinae die letzte Möglichkeit einer Hilfe. Nie kann sie Methode der Wahl werden. Das operative Trauma ist zu groß und der Gesichtsfelddefekt oft erheblich. Nach unserer Erfahrung schont man die Gefäße und das sklerale Gewebe im Bereiche der Arruga-Naht, wenn der Faden über einer Polyviol-Plombe geknüpft und nicht zu stark angezogen wird. Wir haben festgestellt, daß die meisten Operateure den Faden stärker anziehen, als es erforderlich ist und auch eine geringere Eindellung der Lederhaut in den meisten Fällen zum gewünschten Erfolg führt.

Die Plombenoperation nach CUSTODIS läßt in den meisten Fällen eine Perforation der Lederhaut vermeiden. Der Schaden für die Netzhaut und das Gesichtsfeld des Patienten bleibt bei dieser Methode möglichst gering, vor allem, wenn gezielt koaguliert wird, und damit auch der Gefäßschaden.

Die Plombenmaterialien sind im Laufe des letzten Jahrzehnts in Bezug auf ihre Verträglichkeit immer mehr verbessert worden, und die Anwendung körpereigenen Materials (Knorpel, Dura, Lederhaut) hat den postoperativen Reizzustand stark herabgesetzt. Eine deutliche Gefäßschädigung kann bekanntlich das Kongorot der frischen Polyviolplombe auslösen. Wer angesichts der guten Elastizität der Polyviolplombe auf diese nicht verzichten will, sollte nach unseren Erfahrungen nur Plombenmaterial verwenden, das über 2 Jahre gelagert ist und die Plombe vor Gebrauch 20 Minuten in einer Ringerlösung spülen. Kongorot kann gefäßschädigend sein.

Wir sehen immer wieder, daß bei operativen Eingriffen (z.B. einer fistulierenden Operation bei Glaukom oder Netzhautoperation) das Gewebe bei Patienten aus dem nordafrikanischen Raum heftigere Reaktionen zeigt, als wir dies bei unseren Patienten gewohnt sind. Ein früher durchgemachtes Trachom schafft nach unseren Erfahrungen ganz andere Voraussetzungen für das Reaktionsverhalten im Bereiche der Augen - ein Moment, das bei der Erwägung der Art des operativen Eingriffes in den Kreis der Betrachtung mit einbezogen werden muß.

Eine Gefäßwandpermeabilitätsstörung kann störend auf den Heilverlauf einwirken. Sie kann einerseits einer Infektion Vorschub leisten, zum anderen erwünscht sein, wenn einmal eine Infektion im Bereiche des Auges festgestellt wird, da hierdurch der Eintritt des injizierten Antibiotikums ins Augengewebe schneller und massiver erfolgen kann. In einem solchen Falle ist also das operative Trauma, wie es eine Vorderkammerpunktion darstellt, erwünscht. Wir sehen daraus, in welchem Maße jeder junge Operateur in die gezeigten Fragestellungen eingearbeitet werden muß, wie bedeutsam es ist, daß ihm stets gegenwärtig ist, daß jeder operative Eingriff die verschiedensten Reaktionen des Gefäßsystems einschließt.

Erforderliche Wiederholungsoperationen sollten, sofern irgendwie möglich, so gelegt werden, daß eine gewisse lokale Gewebsberuhigung nach dem ersten Eingriff erwartet werden kann. Beispiel für diese Betrachtungsweise sind die tierexperimentellen Gefäßreaktionsuntersuchungen des Kölner Physiologen SCHNEIDER nach künstlichem Trauma. Die Zweitschlagreaktion bringt für manche Operationen Probleme mit sich, die in den Kreis der Betrachtungen mit einbezogen werden müssen. Die Erfahrung lehrt, welche retrobulbäre Injektionsflüssigkeit (z. B. Suprarenin) in bestimmten Fällen vermieden werden sollte. Die Operation in Narkose ist daher bei intraokularen Eingriffen aus der Sicht der Vermeidung größerer Gefäßreaktionen in bestimmten Fällen zu bejahen.

Zusammenfassung

Zweck der vorliegenden Arbeit über Gefäßreaktionen im Bereich der Augen war die Darstellung einiger vasogener Momente, die nicht nur den Ophthalmologen interessieren und vor allem aus dem Studium posttraumatischer und postoperativer Erkenntnisse erwachsen sind. Wenn wir das Problem einer Beteiligung der retinalen Gefäße bei Phäochromozytom und Herzinfarkt vorangestellt haben, dann deshalb, weil z. B. die Beobachtungszahl von über 30 Phäochromozytompatienten zumindest in Deutschland ein einmaliges Ergebnis intensiver Zusammenarbeit zwischen Internist und Augenarzt darstellen dürfte und zum anderen hierdurch die weitreichenden gefäßbedingten Wechselbeziehungen zwischen Auge und Organismus unterstrichen werden. Das kleine Organ Auge kann eine Fülle von einsichtbaren Gefäßbesonderheiten postoperativer und posttraumatischer Art besitzen, die vor allem auch im Tierexperiment studiert werden können. Während wir früher hierfür das Albinokaninchen bevorzugt haben, hat es sich erwiesen, daß für zahlreiche Vergleichsuntersuchungen eigentlich nur das Affenauge herangezogen werden kann. Ein gutes Beispiel hierfür war für uns die Beobachtung, daß vor Jahren ein bestimmtes Fadenmaterial, das am menschlichen Auge schwerste Reizungen nach Kataraktoperationen ausgelöst hatte, in die Vorderkammer des Albinokaninchens verbracht, über viele Wochen völlig reizlos verblieb, während bei Rhesusaffen die gleichen Vorderkammerreizzustände reproduziert werden konnten, wie wir sie am menschlichen Auge gesehen hatten.

So lag es auch im Rahmen der gezeigten Untersuchungen, daß wir einzelne, früher auf dem Gebiet der sympathischen Mitreizung erhobene tierexperimentelle Ergebnisse jetzt vom Kaninchen - auf das Rhesusaffenauge übertragen und fluoreszenzangiografische Tests durchgeführt hatten. Die Möglichkeit der Anfärbbarkeit von Permeabilitätsstörungen besteht nicht erst seit der Zeit der Einführung der Fluoreszenzangiografie in die Ophthalmologie. Uns scheint wichtig, daß man bei bestimmten Tierversuchen auch heute noch vergleichende Untersuchungen zwischen der alten Methode der färberischen Darstellung von Gefäßwandpermeabilitätsstörungen und der Fluoreszenzangiografie anstellt. Denn wir finden, daß z. B. bei Evansblau-Anfärbung eine Permeabilitätsstörung der Gefäßwand bei Studien der sympathischen Mitreizung des 2. Auges u. U. in einzelnen Fällen feiner getestet werden kann als durch die Fluoreszenzangiografie. Der Augenoperateur muß heute über die verschiedensten Gefäßreaktionen nach intraokularen Eingriffen oder nach einem Trauma unterrichtet sein, um in einzelnen Fällen schnell reagieren zu können. Er hat andererseits angesichts unseres heutigen Wissens um postoperatives Gefäßgeschehen auch die Möglichkeit, bestimmte Gefäßreaktionen therapeutisch zu nutzen, wie wir an Beispielen belegen konnten.

Ein weiter Bogen spannt sich von einer Gefäßwandpermeabilitätsstörung bis zur sogenannten expulsiven Blutung. Was wir dargelegt haben, ist nur ein kleiner Ausschnitt eines mannigfaltigen Geschehens und zeigt doch, wie weitreichend vasoneurale Vorgänge anhand des kleinen Organs Auge einer Erklärung zugeführt werden können, weil Gefäßstudien in diesem Bereich besonders exakt betrieben werden können.

Schrifttum

Bailliart	Ann. Ocul. (Fr.), Bd. 180, 449 (1947)
Bernsmeier, A.	Persönl. Mitt.
Bernsmeier, A.	Verh. Dtsch. Ges. Inn. Med. 1963, 563
Bodechtel	Med. Klin. Nr. 35, 1242 (1953)
Brown, A.	Brit. Med. J., Bd. 5304, 567 (1962)
Buchholz	Chirurg 1951, H. 5
Custodis	Bericht d. Dtsch. Ophthalm. Ges. 1950 und 1951
Driesen	Zbl. Neurochir. 1950
Elschnig	Hdb. d. spez. Path. u. Hist. des Auges (1928)
Evans	Amer. J. Ophthalm. (USA) H. 32 (1949)
Faupel, L. u. S. Niedermeier	Zur Frage des okulokardialen Reflexes bei Primärglaukom Klin. Mbl. Augenhk., Bd. 156, 487 (1970)
Fronimopoulos	Klin. Mbl. Augenhk. 1942, 665
Gilbert	Bücherei d. Augenarztes, H. 20 (1950)
Gossens, N.	Z. ärztl. Fortb., H. 8 (1963)
Ginsberg	Handb. d. spez. pathol. Anatomie, Bd. XI/1.
Gross	Acta Neurovegetativa, H. 1 u. 2 (1951)
Grosz	Die symp. Augenentzündung Ung. Beitrag zur Augenheilkd., B. III
Hauss, W.H.	Verh. Dtsch. Ges. Inn. Med., 554 (1963)
Heines	Ärztl. Forschung, H. 10 (1951)
Hockerts, T. u. S. Nägle	Verh. Dtsch. Ges. Inn. Med., 522 (1963)
Jaeger, W. u. L. Schoenknecht	Graefes Arch. Ophthalm., B. 156, 566 (1955)
Jancke	Klin. Mbl. Augenhk., 370 (1951)

Kneise	Dtsch. Gesundh.wes., Nr. 25 (1951)
Kokott	Graefes Arch. Ophthalm., H. 7/8 (1948)
Kümmel	Bericht d. Dtsch. Ophthalm. Ges. 1938
Lauber	Klin. Wschr., 98 (1950)
Leber, Th.	Die Krankheiten der Netzhaut Handbuch von Graefe-Sämisch-Heß, 2. Aufl. (1915)
Leopold	Amer. Ophthalm. (USA), Bd. 49, 625 (1952)
Löwenstein	Amer. J. Ophthalm., H. 32 (1949)
Marchesani	Zbl. Ophthalm., 98 (1948)
Marchesani	Graefes Arch. Ophthalm., Bd. 148, 187 (1948)
Marchesani	Z. Augenhk., 44 (1925)
Marx, R.	Langzeitbehandlung mit Anticoagulantien. VI. Hamburger Symp. über Blutgerinnung. Schattauer, S. 213 (1964)
Meesen, H.	Z. Kreislaufforschung, Bd. 36, 181 (1944)
Meesen, H.	Regensb. Jb. ärztl. Fortb., Bd. VII (1958/1959)
Meesen, H.	Z. Kreislaufforschung, Bd. 36, 185 (1944)
Meesen, H.	Plötzlicher natürlicher Tod beim Erwachsenen. Ponsold Lehrbuch der Gerichtl. Medizin. Stuttgart 1957
Meesen, H.	Münch. med. Wschr., 665 (1957)
Meesen, H.	Wiener Z. Inn. Med., Bd. 39, 41 (1958)
Meesen, H. u. H. Schulz	Elektronenmikroskopische Untersuchungen d. experimentellen Lungenödems. Bad Oeynhausener Gespräche Berlin/Göttingen/Heidelberg 1957
Meiners, S.	Pflügers Archiv, Bd. 254, 557 (1952)
Meesmann	Graefes Arch. Ophthalm., Bd. 152
Meller	Graefes Arch. Ophthalm.,Bd. 88, 282 (1914)

Meller	Graefes Arch. Ophthalm., Bd. 89, 39 (1914)
Meves	Graefes Arch. Ophthalm., Bd. 148, 459 (1948)
Müller, H. u. Piesbergen	Graefes Arch. Ophthalm., Bd. 153, H. 4
Niedermeier, S.	Vasomotorik u. Glaukom Graefes Arch., Bd. 151, 551 (1951)
Niedermeier, S.	Klin. Mbl. Augenhk., H. 5 (1951)
Niedermeier, S.	Pro Medico, H. 2 (1952)
Niedermeier, S.	Experimentelle Untersuchungen zur Frage konsensueller Gefäßreaktionen u. deren Folgen am Auge Klin. Mbl. Augenhk., Bd. 121, 313 (1952)
Niedermeier, S.	Bericht d. Dtsch. Ophthalm. Ges. Heidelberg 1950
Niedermeier, S.	Experimentelle Untersuchungen zur Pathogenese der Stauungspapille Graefes Arch., Bd. 157, 397 (1956)
Niedermeier, S.	Gefäßstörung im Bereich des Haller'schen Kranzes beim Primärglaukom Bericht 60. Zus.kunft DOG Heidelberg (1956) Verl. Bergmann, München
Niedermeier, S.	Zur Pathogenese der Stauungspapille Dt. Med. W.schr., Nr. 43, 1715 (1956)
Niedermeier, S.	Betrachtungen zur Frage der vasogenen Glaukomkomponente Graefes Arch., Bd. 158, 303 (1957)
Niedermeier, S.	The Pathogenesis of Papilloedema German Medical Monthly No. 2, 58 (1957)
Niedermeier, S.	Klin. Mbl. Augenhk., Bd. 143, H. 6, 883 (1963)
Niedermeier, S.	Tierexperimentelle Untersuchungen zur Frage chorioretinaler Gefäßstörungen nach Netzhautlochentstehung Graefes Arch., Bd. 167, 201 (1964)
Niedermeier, S. u. H. Sack	Zur Frage des Zusammenhanges zwischen Astthrombose der Netzhaut und Herzinfarkt Klin. Mbl. Augenhk., Bd. 145, 507 (1964)
Niedermeier, S.	Zur Bedeutung entblößter Aderhaut bei der Entstehung u. Heilung der Netzhautablösung Graefes Arch., Bd. 170, 265 (1966)

Niedermeier, S.　　Probleme des Herzinfarktes aus augenärztlicher Sicht
Med. Welt 18, 603 (1967)

Niedermeier, S.　　Zur Bedeutung konsensueller vasoneuraler Reaktionen für intraokulare Operationen
Klin. Mbl. Augenhk., Bd. 150, 498 (1967)

Niedermeier, S.　　Zur Bedeutung von Gefäßreaktionen nach intraokularen Operationen
Klin. Mbl. Augenhk., Bd. 162, 175 (1973)

Peters　　Die sympathische Ophthalmie
In Graefe-Saem. Hand. 1919

Peters　　Die sympathische Augenerkrankung
Beih. 20 d. Z. Augenhk. (1935)

Plester　　Acta neuroveg., H. 3 - 4 (1951)

Ratschow　　Klin. Mbl. Augenhk., Bd. 114 (1949)

Ricker　　Allg. pathol. Schriftenreihe, H. 3/4 (1942)

Ricker　　Pathologie als Naturwissenschaft
Springer, Berlin 1924

Riehm　　Münch. med. Wschr., 113 (1953)

Rintelen　　Schweiz. med. Wschr., 575 (1946)

Rummel　　Arch. internat. Pharmakodynamie, Nr. 3/4 (1951)

Sack, H. u. J. Koll　　Die Erkennung, Beurteilung u. Behandlung des symptomat. Hochdrucks.
Beitr. z. prapt. Med., H. 39
F. Enke, Stuttgart 1959

Sautter　　Klin. Mbl. Augenhk., 333 (1949)

Sautter　　Bericht d. Dtsch. Ophthalm. Ges. 1950 und 1951

Schimmert, G., W. Schimmler, H. Schwalb u. J. Engels　　Die Coronarerkrankungen
Hdb. d. Inn. Med., 9. Bd. 3. Teil
Springer-Verlag (1960)

Schreck　　Bericht d. Dtsch. Ophthalm. Ges. 1951

Schreck　　Graefes Arch. Ophthalm., Bd. 153, H. 1/2

Schieck　　Z. Augenhk., Heft 2/3 (1936)

Seitz, R.　　Die Netzhautgefäße.
Bücherei des Augenarztes, H. 40 (1962)

Siegmund	Bücherei d. Augenarztes, H. 20 (1950)
Spiekermann, R. E.	Circulation, Bd. 25, 57 (1962)
Straub, W.	Entwicklung und Fortschritt i.d. Augenhk. 5. Fortb.-Kurs d. DOG, Hbg. S. 251, F. Enke, Stuttgart 1962
Szily	13. Internat. Kongr. Ophthalm. Amsterdam 1929
Thiel	Bücherei des Augenarztes, H. 20 (1950)
Thiel	Bücherei des Augenarztes, H. 21 (1952)
Uhthoff, W.	Heidelberger Ophthl. Ges., S. 63 (1925)
Vogel, M. u. G. Krasberg	Experimentelle Untersuchungen zur Pathomorphologie des Berlin'schen Ödems Tg. Rhein. Westf. V. d. Aug. 8.11.1975
Volhard	Handb. d. inn. Med., Bd. 6 (1931)
Waldmann	Arch. Augenhk., 446 (1936)
Weese	Dtsch. med. Wschr., Nr. 23 (1951)
Weinstein, P	The Cardiovascular Importance of the Thrombosis of the Central Retinal Vein Acta Med. Academ. Scientiarum Hung. 26, 79 (1969)
Wessely, K.	Klin. Mbl. Augenhk., Bd. 95, 398 (1935)
Wirtz, M.A.	Augenhintergrundveränderungen bei Phäochromocytomen Dissertation 1972
Zwiauer	Wien. med. Wschr., Nr. 42 (1949)

FORSCHUNGSBERICHTE
des Landes Nordrhein-Westfalen

*Herausgegeben
vom Minister für Wissenschaft und Forschung*

Die „Forschungsberichte des Landes Nordrhein-Westfalen" sind in zwölf Fachgruppen gegliedert:

Geisteswissenschaften
Wirtschafts- und Sozialwissenschaften
Mathematik / Informatik
Physik / Chemie / Biologie
Medizin
Umwelt / Verkehr
Bau / Steine / Erden
Bergbau / Energie
Elektrotechnik / Optik
Maschinenbau / Verfahrenstechnik
Hüttenwesen / Werkstoffkunde
Textilforschung

WESTDEUTSCHER VERLAG
5090 Leverkusen 3 · Postfach 30 06 20

MIX
Papier aus verantwortungsvollen Quellen
Paper from responsible sources
FSC® C105338

If you have any concerns about our products,
you can contact us on
ProductSafety@springernature.com

In case Publisher is established outside the EU,
the EU authorized representative is:
**Springer Nature Customer Service Center GmbH
Europaplatz 3, 69115 Heidelberg, Germany**

Printed by Libri Plureos GmbH
in Hamburg, Germany